Dʳ René ALEXANDRE

CONTRIBUTION A L'ÉTUDE

DE LA

Diarrhée chronique de Cochinchine

(LÉSIONS ET TRAITEMENT)

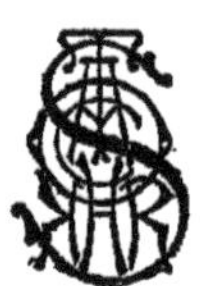

A. STORCK & Cⁱᵉ, IMPRIMEURS-ÉDITEURS
—❧ LYON ❧—
PARIS, 16, Rue de Condé, près l'Odéon
—
1903

Dᴿ René ALEXANDRE

CONTRIBUTION A L'ÉTUDE

DE LA

Diarrhée chronique de Cochinchine

(LÉSIONS ET TRAITEMENT)

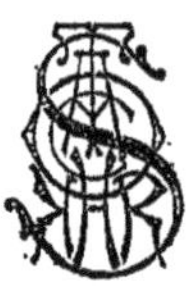

A. STORCK & Cⁱᵉ, IMPRIMEURS-ÉDITEURS
— LYON —
PARIS, 16, Rue de Condé, près l'Odéon

1903

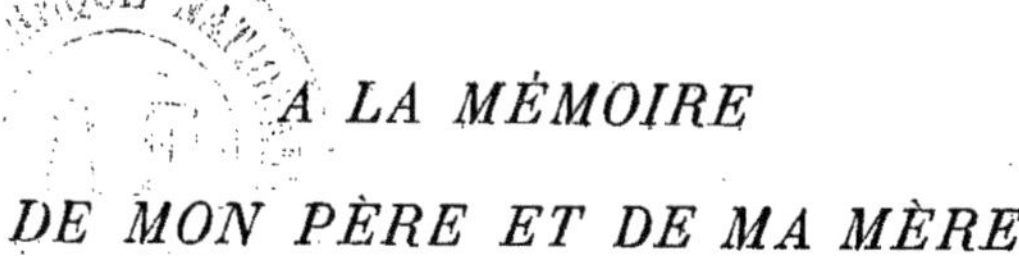

A LA MÉMOIRE
DE MON PÈRE ET DE MA MÈRE

A MES PARENTS

A MES AMIS

INTRODUCTION

Le but de cette étude est: 1° de décrire une lésion intestinale que M. le médecin-major Berthier a rencontrée dans la diarrhée de Cochinchine, et qu'il croit suffisante pour expliquer la pathogénie de cette affection, sans aller en chercher la cause dans des lésions du foie ou du pancréas; — 2° d'indiquer, en partant de ce fait, le traitement fondamental qu'il semble rationnel d'instituer.

Après un chapitre consacré à la discussion de l'unité ou de la dualité de la dysenterie et de la diarrhée chronique de Cochinchine, j'exposerai l'anatomie pathologique de cette dernière affection telle qu'elle est décrite généralement. Un court résumé clinique de la maladie sera suivi d'observations originales avec l'enseignement qu'elles comportent. Le dernier chapitre sera consacré au traitement.

CHAPITRE PREMIER

Autonomie de la diarrhée de Cochinchine
Unicistes et dualistes.

———

« *Naturam morborum curationes ostendunt* », dit un adage. Cet adage ne s'est pas jusqu'ici vérifié pour la diarrhée de Cochinchine et l'incertitude règne sur la pathogénie et sur un traitement rationnel de cette affection. Son origine, la nature de ses lésions, son traitement sont des questions encore incomplètement élucidées. « On se trouve toujours en présence de ce problème : y a-t-il cliniquement et surtout anatomiquement, une diarrhée chronique des pays chauds, absolument distincte de la dysenterie chronique ? Celle-ci comporte-t-elle toujours de grosses altérations de la muqueuse intestinale, et celle-là jamais ? La même cause peut-elle engendrer l'un ou l'autre de ces processus indifféremment ? C'est toujours la même énigme qui revient sous des formes diverses (1). »

Autrement dit, c'est le conflit entre les unicistes et les dualistes qui subsiste toujours.

(1) Mahé : *Arch. de méd. nav.*, t. XXXI, p. 333.

Dutroulau en 1861 et, depuis, Corre, Bérenger-Féraud, Bertrand et Fontan, Dounon et enfin Calmette sont nettement d'avis que la diarrhée chronique ressortit à la dysenterie.

Rufz de Lavison n'exprimait que des doutes à ce sujet.

Quant à Saint-Vel, Delioux de Savignac, Girard la Barcerie, Layet, Kelsch, Bonnet, Le Dantec, ils représentent le dualisme.

On voit que le désaccord est complet. Quels sont donc les arguments qui étayent les deux théories ?

« Le phénomène qui semble le plus en contradiction avec l'idée qu'on se fait en général de la dysenterie, dit Dutroulau (1), est l'absence fréquente du sang dans les selles et le défaut de ténesme dans bon nombre de cas qui font de la *forme diarrhéique* une de ses manifestations les plus fréquentes. » — Or, d'après son argumentation, la désignation de diarrhée n'a de valeur pathologique que celle qu'elle emprunte *à la cause* d'où elle dérive ; dans les régions tropicales, la diarrhée se rencontre *dans les mêmes foyers* que la dysenterie ; la *nature des selles* n'est pas un caractère de maladie différente, puisqu'elle change de forme pour prendre celle de la dysenterie sanguine ou de la dysenterie gangreneuse ; enfin elle aboutit à la dysenterie chronique comme celle-ci et, pour l'en distinguer, « *il faudrait admettre une diarrhée endémique marchant parallèlement à la dysenterie, s'enchevêtrant et finissant par se confondre avec elle.* »

Bertrand et Fontan s'appuient également sur des raisons cliniques, mais encore anatomiques : cliniques, car

(1) Dutrouldau : *Traité des maladies des Européens dans les pays chauds*, 2ᵉ éd., p. 553.

souvent les deux maladies enchevêtrent leurs symptômes ; et ces deux auteurs reprennent une phrase de Malhé disant que « à la période ultime, les deux maladies se confondent cliniquement à tel point, qu'il n'est pas le plus souvent possible, sauf peut-être par les commémoratifs du début, de les différencier l'une de l'autre (1) » ; anatomiques, parce que l'ulcération qui constitue l'élément différentiel important entre la dysenterie et la diarrhée, pour les dualistes, existerait presque toujours pour Bertran et Fontan, même chez les malades portant l'étiquette *diarrhée de Cochinchine,* si l'on avait toujours pris soin d'examiner au microscope les altérations appelées taches ardoisées, les plaques dites barbe rasée, etc... — Dans tous les cas de diarrhée chronique, alors même qu'un examen soigné, à l'œil nu et à la loupe, ne révèle pas la présence d'ulcérations de la muqueuse, il en existe *presque* toujours : « Il nous est plusieurs fois arrivé, disent Bertrand et Fontan (2), de recevoir de collègues autorisés des pièces provenant d'autopsies faites avec soin et à propos desquelles ils avaient noté : *pas d'ulcérations apparentes.* Or, à la loupe et *au microscope,* les ulcérations étaient souvent découvertes. »

Pour eux, au point de vue anatomo-pathologique, les deux maladies ne diffèrent entre elles que « par des degrés et des nuances, En fait, la maladie est une quant au fond » (3).

(1) Art. Diarrhée endémique du *Dictionnaire encyclopédique des sciences médicales,* p. 193.

(2) Bertrand et Fontan : De l'entéro-colite chronique endémique des pays chauds (*Arch. de méd. nav.* 1886, p. 359).

(3) Bertrand et Fontan : *Loc. cit,* p. 228.

Dounon, dans les *Archives de physiologie* (1), rapporte
une observation de diarrhée chronique, suivie d'autopsie.
Il termine en disant que, « à part ce caractère différentiel
de mode de début, il y en a peu d'autres pour distinguer
cette forme de la diarrhée chronique. Les lésions, quoi-
que ayant au début *des sièges différents, arrivent dans
les deux cas à se généraliser*. Les symptômes, après le
début, dans les divers points de l'intestin présentent la
même ressemblance, la même gravité. Les moyens qui
agissent sur l'une agissent sur l'autre. — En raison de
ces analogies on est amené à admettre l'identité de
causes. Les deux affections existent à côté l'une de l'autre
dans la même région. On ne saurait donc séparer fonciè-
rement ces deux variétés, surtout distinctes au début,
et établir entre elles aucune différence quant à leur
nature ». — Ajoutons dès maintenant que la relation
d'autopsie de Dounon semble se rapporter à un cas de
dysenterie, et que cette pulpe brunâtre qu'il a vue n'est
autre chose qu'un tissu mortifié.

Plus récemment enfin, dans un des derniers travaux
parus sur cette question, Calmette (2) écrivait qu'il n'était
plus utile de discuter si la diarrhée chronique de Cochinchine doit être considérée comme une affection distincte
de la dysenterie. A son avis, les travaux de Corre, de Bertrand et Fontan ont ruiné l'ancienne hypothèse du dualisme
en démontrant que ni la clinique, ni l'anatomo-pathologie

---

(1) Dounon : Étude sur l'anatomie pathologique de la dysenterie
chronique de Cochinchine. (*Arch. de physiol.* 1887).

(2) Calmette : Étude expérimentale de la dysenterie. — (*Arch. de
méd. nav.* 1893, t. LX, p. 212).

ne pouvaient distinguer nettement entre elles ces deux maladies.

Voici, en gros, les raisons que donnent les unicistes en faveur de leur théorie ; examinons celles des dualistes :

Delioux de Savignac (1) est d'avis que la distinction est toujours facile à l'invasion, et même dans la première période des accidents ; mais « lorsque ceux-ci durent depuis longtemps, le diagnostic devient d'autant moins facile, que l'entérocolite chronique, avec des symptômes peu dissemblables, assimile les sujets à ceux qu'épuise la dysenterie chronique ». — Quant à la différence anatomo-pathologique, elle repose sur la *localisation des lésions :* « Dans la dysenterie chronique, dit-il, le gros intestin est entièrement pris ; l'iléon est ordinairement indemne, *à moins qu'il n'y ait complication d'entérite.* »

Saint-Vel (2) croit que la diarrhée a ses lésions bien spéciales : elles consistent en arborisations vasculaires, avec muqueuse boursouflée, ramollie et décolorée, et parois amincies. Les ulcérations ou leurs cicatrices, traces de la dysenterie préexistante, sont rigoureusement localisées au gros intestin.

Layet ensuite, et surtout Kelsch, en étudiant minutieusement les lésions anatomiques du tube digestif, ont établi une différenciation nette entre la diarrhée et la dysenterie.

La diarrhée de Cochinchine forme une entité morbide par sa symptomatologie et par son anatomie pathologique. Cliniquement les selles sont décolorées ou jaune pâle,

______

(1) Delioux de Savignac : *Traité de la dysenterie*, 1863, p. 263.
(2) Saint-Vel : *Maladies des régions intertropicales*, 1868, p. 161.

mais il n'y a de sang que lorsque la dysenterie vient s'enter
sur la première affection. Dans la dysenterie, au contraire,
les selles sont toujours mucoso-sanguinolentes, au moins
dans les exacerbations. — D'autre part, à l'autopsie, les
différences sont plus tranchées encore : dans la diarrhée,
l'estomac, l'intestin grêle sont pâles et amincis; le gros
intestin est moins altéré dans son épaisseur, mais ce qui
lui donne sa physionomie particulière est l'absence d'ulcérations, absence toujours constatée, *à moins de complication de dysenterie* (1).

C'est Kelsch qui, le premier, a fait une étude exacte de
l'anatomie pathologique microscopique ; sa description,
restée classique parce qu'elle a été jugée irréprochable, a
fourni des arguments aux deux partis à la fois.

L'infection de l'intestin amène une congestion de la
couche de Dœllinger et provoque l'apparition de cellules
inflammatoires dans la celluleuse et le chorion muqueux ;
ceci, dans la dysenterie aussi bien que dans la diarrhée.
Et cependant, Kelsch reste bien partisan de la séparation
au nom de la clinique et même au nom de l'anatomie
pathologique ; car la diarrhée « nous montre une muqueuse
exempte de solution de continuité sans exfoliation, mais
transformée par une modification morbide qui substitue
peu à peu du tissu conjonctif aux glandes et, dans quelques
cas, celles-ci aux follicules clos.

« L'autre catégorie comprend les dysenteries chroniques ordinaires qui portent en elles un cachet anatomique
double, ici ce sont les ulcères qui attestent l'exfoliation

(1) LAYET : Thèse de Montpellier, 1872. — Art. Cochinchine du *Dictionnaire Dechambre*.

de la tunique interne pendant les phases aiguës du mal ;
là, la muqueuse est transformée, sclérosée pour ainsi
dire.

« L'anatomie pathologique de la diarrhée est caractérisée
par l'absence de perte de substance de la muqueuse et la
simple transformation chronique de celle-ci (1). »

Bonnet (2) se montre du même avis que Kelsch et
appuie sur l'absence de perte de substance ; il croit à deux
affections distinctes dont il importe d'étudier les caractères différentiels.

Pour terminer cet exposé, disons que Le Dantec (3)
enfin reste fidèle au duaslime en raison de ses observations
personnelles qu'il a faites en Indo-Chine même.

Toutes ces divergences, ces conceptions différentes ne
font qu'obscurcir la question et n'ont d'autre résultat que
d'aggraver l'insuffisance des moyens thérapeutiques en
usage contre la diarrhée chronique. Nous allons tâcher
de discuter ces opinions différentes et d'en tirer des conclusions :

Quelles que soient les opinions, il faut admettre qu'il
y a des symptômes et qu'il existe des lésions anatomiques
que l'on retrouve dans l'une et l'autre affections. Les par-
tisans de la dualité, Kelsch et Bonnet entre autres, en
conviennent. C'est pour cela que leur doctrine a été si

(1) Kelsch : *Arch. de physiol.*, 1873.

(2) Bonnet : Note sur l'anatomie pathologique de la diarrhée de
Cochinchine (*Arch. de méd. nav.*, 1878).

(3) Le Dantec : Nouveau traitement de la diarrhée de Cochinchine,
(*Arch. de méd. nav.* 1892).

vivement attaquée par le parti adverse. — On a vu dans
l'aveu de cette constatation un point faible; on a dit que
Kelsch se contredisait; est-ce vrai ? — Il y a certainement
une contradiction apparente chez Kelsch quand il affirme
que « les lésions histologiques de la diarrhée chronique
sont l'image atténuée de celles de la dysenterie... » ou
encore : « il n'existe pas au point de vue anatomique de
différences essentielles », et lorsqu'il ajoute plus loin :
« l'anatomie pathologique de la diarrhée est caractérisée
par l'absence de perte de substance de la muqueuse et la
simple transformations chronique de celle-ci » (1). —
Cette contradiction est réelle quand on n'envisage ainsi
que de courtes propositions sans les commenter par ce qui
précède ou ce qui suit; mais ce n'est qu'une illusion qui
se dissipe d'ailleurs quand on prend soin de lire les travaux
de Kelsch dans tout leur développement.

Il est très naturel d'avoir dans les deux cas des lésions
analogues : congestives, catarrhales et même ulcératives.
Seulement, l'inflammation est aiguë dans la dysenterie,
elle a lieu « d'un seul jet »; elle est lente dans la diarrhée chronique. Dans la première « l'altération est tellement rapide, tellement intense, que les vaisseaux périssent
promptement au milieu du tissu morbide qui les étouffe,
et la muqueuse, privée de son suc nourricier, meurt en
masse, détruite par lambeaux plus ou moins épais, par
opposition à la forme précédente, où elle disparaît par la
substitution graduelle du tissu bourgeonnant à ses parties
propres » (2).

(1) Kelsch : *Arch. de physiol.*, 1878, p. 573.
(2) Kelsch : *Arch. de physiol.*, 1878, p. 580.

Il est vrai que dans beaucoup d'autopsies de diarrhéiques
« des ulcères bien caractérisés ou des cicatrices d'ulcères
ont été vus à côté des lésions du catarrhe chronique »
(Kelsch). — Ces ulcères qui ressemblent à ceux de la dysenterie peuvent parfaitement s'expliquer par une complication de cette dernière affection, qui souvent a précédé la
diarrhée chronique et qui vient encore fréquemment la
compliquer dans son décours. Tous les auteurs les ont
interprétés ainsi, et il est d'usage de répéter les termes
de Kelsch lui-même (1) : « Les deux maladies peuvent se
compliquer l'une l'autre, la dysenterie traversant le cours
de la diarrhée chronique ou réciproquement. La clinique
ne contredit pas une pareille association, qui n'a rien que
de bien naturel dans un pays où coexistent les deux
endémies. »

Ce dernier paragraphe répond sur tous les points au
passage de Dutroulau que nous avons cité au début de
cette discussion.

Ce même paragraphe, et ceux qui précèdent (concernant l'anatomie pathologique) servent encore à nous
expliquer pourquoi l'on rencontre souvent les ulcérations
dans la diarrhée. Bertrand et Fontan, bien qu'ils consi-
dèrent les cas où il n'existe aucune trace de solution de
continuité comme des raretés et des trouvailles, conviennent cependant qu'ils existent puisqu'ils citent
l'observation suivante :

(1) KELSCH et KIENER : *Traité des maladies des pays chauds*, 1889,
p. 35.

OBSERVATION I

Empruntée à la thèse de BERTRAND (1).

K... Claude, dix-sept ans, né à Plouai, Côtes-du-Nord, novice de *l'Aveyron*, décédé à Toulon, le 23 décembre 1872, de diarrhée chronique de Cochinchine.

Atteint de diarrhée chronique à la suite d'un voyage en Cochinchine, cet enfant était entré une première fois à l'hôpital Saint-Mandrier, le 27 octobre 1872. Il en était sorti le 29 novembre. Le 6 décembre de la même année, il se présentait de nouveau à l'hôpital dans un état de faiblesse extrême, amaigri, épuisé par une diarrhée incessante. Neuf jours se passent sans incident notable.

Les 15, 21 et 23, l'observation signale des convulsions cloniques, puis l'hémiplégie ; le 23, deux accès, coma et mort.

A l'autopsie, aucune lésion notée dans la cavité thoracique ; pas de tubercules dans les poumons.

Cavité abdominale : l'intestin grêle est fortement injecté surtout dans son tiers inférieur. Cette injection se retrouve encore plus prononcée dans la muqueuse du gros intestin qui présente çà et là, irrégulièrement distribué, comme un piqueté grisâtre ; *pas la moindre perte de substance.* Le foie, friable, taché de jaune à la surface, est de volume normal. La rate est petite, ridée et aplatie.

Dans le crâne, thrombose du sinus longitudinal supérieur, foyer apoplectique dans la substance blanche du lobe frontal droit.

Et puis, ces ulcérations qu'il faut chercher au microscope pour les trouver, ont-elles quelque chose de compa-

(1) BERTRAND : *De la thrombose des sinus veineux de la dure-mère* (thèse de Paris, 1875).

rable aux grandes ulcérations à pic, gangréneuses, de la dysenterie, lambeaux de muqueuse sphacélée que le malade élimine? — Que la muqueuse, ramollie, mamelonnée, de l'intestin du diarrhéique se laisse exulcérer sur quelques points, c'est assez admissible car elle est devenue fragile. Enfin, il ne faut pas oublier qu'il y a des ulcérations banales, comme nous en montrerons.

Mais jamais, dans la diarrhée chronique, à moins de complication dysentérique, même chez les individus ayant succombé à une diarrhée prolongée, on ne rencontre l'aspect sclérosé qu'on trouverait dans une dysenterie ayant duré le même temps. Voici encore ce que dit Kelsch :

« Chez les individus émaciés, ayant succombé à une diarrhée prolongée, pendant plusieurs mois, l'intestin, au lieu d'être rétracté, dur, épaissi, déformé, comme il le serait évidemment dans une dysenterie d'égale durée, a conservé un calibre uniforme, une paroi souple, d'épaisseur normale ou quelquefois amincie... (1) »

Saint-Vel a insisté aussi sur cet aspect aminci de la paroi intestinale. Quant à Delioux de Savignac, nous avons vu qu'il fondait sa distinction sur la localisation des lésions, l'altération à la fois et de l'intestin grêle et du gros intestin étant la caractéristique de la diarrhée de Cochinchine. Bertrand et Fontan admettent aussi cette différenciation dans le siège des lésions, au moins au début, mais ils ajoutent que dans les deux cas les lésions arrivent dans la suite à se généraliser.

Qu'en penser, sinon que cela explique encore pourquoi des maladies se généralisant *dans leur marche* aux mêmes

(1) Kelsch et Kiener : *Traité des maladies des pays chauds*, p. 34.

organes finissent dans la suite par avoir des symptômes communs ?

L'en est frappé néanmoins, en parcourant les observations, de voir qu'au point de vue clinique les deux affections semblent liées l'une à l'autre.

Presque toujours le malade a eu la dysenterie avant d'être atteint de diarrhée. Cela vient de ce que la première est un mal plus fréquemment contracté que la seconde et qu'elle lui prépare le terrain. Mais l'on voit beaucoup d'exemples de diarrhée chronique *d'emblée*, sans dysenterie préalable; de même que très souvent, chez ceux qui ont pu se guérir complètement de leur dysenterie, et qui contractent la diarrhée ensuite, on ne relève aucune manifestation de la première maladie à l'origine de la seconde ni dans leur intervalle, intervalle qui est quelquefois de plusieurs années. — Chez les marins seulement ou les soldats qui, à cause de leur existence mouvementée ou des mauvaises conditions où ils se trouvent, n'arrivent pas à se guérir complètement, on voit la diarrhée chronique faire suite sans interruption à la dysenterie aiguë préétablie.

Il faut bien cependant tenir compte des cas de diarrhée *d'emblée*, en considérant que les autres ont été *favorisés seulement* par les altérations préexistantes; la diarrhée pouvant d'ailleurs, vis-à-vis de la dysenterie, jouer le rôle d'amorce qu'elle joue également pour d'autres infections, l'entérite tuberculeuse par exemple.

De cette longue exposition il ne ressort nullement que la dysenterie et la diarrhée ne forment qu'une seule et même affection :

« Dans la diarrhée dysentérique, la totalité de la muqueuse est frappée dès le début ; c'est une *entéro-colite* spécifique.

« Dans la dysenterie, le gros intestin est atteint en première ligne : c'est consécutivement que l'intestin grêle prend part à l'affection ; c'est une *colite* quelquefois suivie d'une entérite.

« Le plus souvent, dans la diarrhée dysentérique, il n'y a *pas de perte de substance*, ou, si elle a lieu, c'est par une exfoliation insensible, et toujours dans la période ultime de la maladie. Jamais les selles diarrhéiques ne ressemblent à de la lavure de chair. C'est l'inverse qui a lieu dans la dysenterie proprement dite.

« Dans la première, l'acte morbide qui caractérise la lésion intestinale s'accomplit avec la plus grande lenteur. Il n'en est pas de même dans la seconde. »

. . . .

« En un mot, la dysenterie est une affection aiguë qui devient exceptionnellement chronique ; la diarrhée est une affection chronique qui est souvent traversée par des poussées aiguës.

« D'ailleurs, dans les diverses phases de l'inflammation proprement dite, n'observe-t-on pas les mêmes caractères différentiels ? Ne la voit-on pas donner lieu tantôt à de simples érythèmes, à des abcès à formation lente, atonique ; tantôt aux phlegmons les plus subits et les plus intenses, et parfois même à la gangrène ? (1) »

(1) Bonnet : Note sur l'anatomie pathologique de la diarrhée de Cochinchine (*Arch. de méd. nav.*, t. XXX, 1878, p. 48).

R. Alexandre.

En résumé, la diarrhée chronique des pays chauds constitue une entité morbide spéciale, caractérisée surtout :

Au point de vue anatomique, par un catarrhe chronique de l'intestin, sans solution de continuité le plus souvent, et aboutissant à l'affaiblissement général de l'organisme. — Nous ajoutons que cet affaiblissement se produit : d'une part, parce que les sucs digestifs sont altérés dans leur nature (*défaut de digestion*) ; — et d'une autre, parce qu'il se forme un enduit muqueux intestinal sur lequel les aliments glissent comme sur une nappe d'huile (*défaut d'absorption*).

(Cette dernière proposition, avec l'enseignement qui en découle pour l'institution du traitement, formera la partie originale de ce travail.)

Au point de vue clinique, 1° — par des selles liquides, muqueuses ou mucoso-bilieuses, boursouflées, pâles, jaunes ou verdâtres, lientériques, mais ne contenant que très rarement du sang et jamais de lambeaux de muqueuse comme dans la dysenterie ;

2° — Par une augmentation de l'anémie que l'on trouvait déjà dans l'étiologie ;

3° — Par une diminution considérable du poids du corps et une émaciation de tous les tissus.

Cet exposé des principaux caractères nous dispense d'une définition. Nous allons faire de suite l'étude de l'anatomie pathologique.

CHAPITRE II

Étude anatomo-pathologique.

I. — Historique

Les travaux portant uniquement sur la diarrhée chronique pure sont assez peu nombreux et de date relativement récente. Encore faut-il, pour être complet, parler de quelques ouvrages ayant trait à la dysenterie chronique à cause justement de la confusion qui a existé entre ces deux affections.

La minceur des parois intestinales est notée en 1829 par Andral (1) qui les compare à la membrane qui tapisse le sinus maxillaire.

Après 1840, l'occupation de l'Algérie fournit nombre de documents, mais qui portent surtout sur la dysenterie, spécialement de la forme aiguë (travaux d'Haspel, par exemple). Laveran, Rietschel et Gély y ont vu des dysenteries chroniques, sans ulcérations ; Catteloup (2), un amincissement des parois avec de petites ulcérations.

(1) Andral : *Précis d'anat. path.*, 1829, p. 79.
(2) Catteloup : *Dys. du nord de l'Afrique*, 1851.

Dans les zones tropicales, Salva (1), en 1832, disait que la diarrhée, qui fait ordinairement suite à la dysenterie aiguë, est caractérisée par des lésions qui remontent jusqu'à l'estomac, les ulcérations siégeant seulement au bas.

Arrivons aux travaux plus considérables de Dutroulau, Delioux, Saint-Vel, Rufz de Lavison, puis à ceux qui sont nés de l'occupation de la Cochinchine, et enfin aux études vraiment histologiques qui commencent avec les observations de Cornil et de Kelsch et qui se sont continuées depuis.

Dutroulau (2) a confondu dans la description la dysenterie et la diarrhée chronique dont il a fait une forme de la première. — Delioux (3) fait de la diarrhée une *entérocolite* d'emblée. — Saint-Vel (4) semble avoir bien étudié le tube digestif dans toute sa longueur : les lésions s'étendent sur tout son parcours et consistent en arborisations vasculaires avec muqueuse ramollie, pâle et parois amincies. Les ulcérations ou leurs cicatrices, traces de la dysenterie préexistante, sont localisées au gros intestin. Dans le même ouvrage (5), il parlait en outre des altérations du foie et s'exprimait ainsi : « Dans la diarrhée chronique, l'altération du foie est la plus importante et la plus caractéristique ; au lieu de l'hypertrophie avec ramollissement ou induration du tissu hépatique, c'est *l'atrophie* avec

(1) Salva : *Dys. des Antilles*, 1832.

(2) Dutroulau : *Traité des maladies des Européens dans les pays chauds*, 2ᵉ éd., p. 353.

(3) D. de Savignac : *Traité de la dys.*, 1863.

(4) Saint-Vel : *Maladies des régions intertropicales*, 1868, p. 161.

(5) Saint-Vel : *Loc. cit.*, p. 168.

décoloration allant au jaune fauve sans modification notable de la consistance du tissu. »

Rufz (1) admet des diarrhées avec parois intestinales amincies et sans ulcérations.

Après 1862 paraissent donc les travaux que nous a valus la conquête de la Cochinchine :

L'ouvrage le plus remarquable de cette période est la thèse de Layet (2), accompagnée de nombreuses observations, parce que, la première, elle fait une séparation vraiment bien tranchée entre la dysenterie et l'affection qui nous occupe ; celle-ci montrant un intestin aminci *sans ulcérations* et un foie la plupart du temps *atrophié* et gras ; on y voit encore notée, sans que l'auteur cependant fasse plus que de la signaler, une altération de la muqueuse qui devient tomenteuse, « recouverte d'une couche gélatineuse ».

Avant de parler des descriptions histologiques de Kelsch, disons qu'il a été précédé par Thomas et Bonnet, de Toulon, qui, en 1872, avaient déjà mis sous le champ du microscope des intestins de dysentériques et de diarrhéiques ; mais faute d'un matériel suffisant, ils n'avaient pu faire d'examen approfondi au moment où parurent les importantes communications de Kelsch. Malgré cela, il y a un point à retenir de leurs travaux au sujet des lésions macroscopiques : Thomas avait été frappé à l'autopsie d'un diarrhéique du peu de lésions que présente le tube digestif, et il en était arrivé à cette induction qu'on lit

---

(1) RUFZ DE LAVISON : Chronologie des maladies de Saint-Pierre-Martinique (*Arch. de méd. nav.*, 1869).

(2) LAYET : Thèse de Montpellier, 1872.

dans une note qu'il communiqua à Layet (1) : « Il faut chercher ailleurs que dans l'intestin le siège de cette maladie si grave. » — Cette induction, peut-être un peu prématurée, est intéressante si l'on considère que depuis on a tendance à rechercher la cause de la diarrhée chronique dans les altérations du foie et du pancréas.

Cornil et Kelsch ont publié leurs recherches à quelques semaines de distance, en 1873, Cornil (2) dans une note à la Société de biologie, Kelsch (3) dans trois mémoires parus dans les *Archives de physiologie*. Ces trois mémoires constituent l'œuvre anatomo-histologique la plus importante qui ait paru sur la question. Néanmoins nous n'y insistons pas pour le moment, car nous en reparlerons plus amplement à propos de la description des lésions histologiques.

Bonnet (4), plus tard, en 1878, revint sur ses travaux antérieurs et fit des recherches personnelles sur la diarrhée qu'il appela « dysentérique », et finit par la conclusion que nous avons citée presque dans son entier.

En 1877, Dounon (5) étudie l'anatomie pathologique de la dysenterie de Cochinchine dans les *Archives de physiologie*.

Il faut ajouter enfin : l'article de Mahé sur la diarrhée endémique, dans le *Dictionnaire encyclopédique des*

(1) Layet : *Loc. cit.*, p. 47.

(2) Cornil : Note à la Soc. de biologie, 1er mars 1873.

(3) Kelsch : *Arch. de phys.*, 1873, p. 408, 573 et 660.

(4) Bonnet : Note sur l'anatomie pathologique de la diarrhée de Cochinchine (*Arch. de méd. nav.*, juillet 1878.)

(5) Dounon : Étude sur l'anatomie pathologique de la dysenterie de Cochinchine (*Arch. de phys.*, 1877).

sciences médicales; une étude histologique de Fontan et de nombreux articles de Bertrand et Fontan parus dans les *Archives de médecine navale* en 1886.

Kelsch et Kiener ont publié en 1889 leur *Traité des maladies des pays chauds.*

Les découvertes de Normand et de Bavay, et les autres travaux concernant l'origine parasitaire ressortissent à l'étiologie et n'ont rien modifié dans la description de l'anatomie pathologique.

II. — DESCRIPTION DES LÉSIONS

Extérieurement, le cadavre présente une émaciation généralement considérable qui se traduit par un aspect squelettique et une diminution du poids du corps ; le ventre est excavé en bateau. Les téguments sont pâles à cause de l'anémie et il y a très peu de lividités cadavériques ; la peau est, de plus, souvent pigmentée en brun roussâtre ce qui donne l'aspect terreux et le teint qu'on a appelé « couleur patate ». — La surface cutanée est comme pulvérulente. Enfin il n'est pas rare de rencontrer aux membres inférieurs une infiltration cachectique périmalléolaire.

A l'ouverture du cadavre :

APPAREIL DIGESTIF. — *Examen macroscopique.* — La cavité buccale présente des altérations sur lesquelles on insiste peu généralement, mais qui sont assez importantes pour qu'en Hollande et en Angleterre on en ait fait

un symptôme principal qui donne son nom à la maladie :
le *sprue*. Ce sont des vésicules aphteuses et des ulcérations à la pointe de la langue, sur ses bords et enfin à sa
base, de chaque côté du frein. — Les gencives sont quelquefois fongueuses et on note un aspect vernissé de la
langue, qui s'est dépouillée de sa couche superficielle.

L'œsophage présente également ce caractère de membrane luisante. Il est rarement le siège d'ulcérations,
quoiqu'on en ait noté quelquefois, mais ses glandes sont
souvent altérées.

L'estomac a été décrit aminci, surtout dans sa grande
courbure, et cela, en dehors de l'amincissement cadavérique normal dû à la digestion *post mortem* de ses éléments épithéliaux. Il est pâle et présente une muqueuse
ramollie, mamelonnée. Il y a des arborisations vasculaires ou des pointillés hémorragiques analogues à des
ecchymoses. On y trouve, en outre, quelques taches
ardoisées.

Dans l'intestin grêle, la muqueuse est pâle, quelquefois blanche, comme lavée, ou encore rose, violacée, ramollie, mamelonnée, présentant çà et là des arborisations
passives ; on note également un amincissement *en bau-
druche* de la paroi. — Des taches ardoisées s'y trouvent
aussi de même que, mais rarement, des ulcérations ; celles-
ci, quand il y en a, sont petites, peu nombreuses, situées
sur le bord opposé à l'insertion mésentérique, et localisées
généralement dans la dernière portion de l'iléon, au voisinage de la valvule de Bauhin. Mais ce sont plutôt des
exulcérations, ne dépassant pas la muqueuse en profon-

deur, et nullement les ulcères à pic et cratériformes de la
dysenterie. — Toute la surface de l'intestin est parsemée
de petites élevures arrondies correspondant à des cavités
glandulaires kystiques décrites par Kelsch. — Les villosités sont effacées, les valvules conniventes œdématiées.
— Mais, en somme, il n'y a pas de grosses lésions.

C'est ce qui a frappé généralement les médecins qui
ont eu à étudier l'intestin des malades morts de diarrhée
chronique pure, sans complication dysentérique. Le peu
d'importance apparente de ces altérations a fait chercher
ailleurs que dans le tube digestif la cause pathogénique
de cette affection.

C'est d'abord, et surtout, l'atrophie du foie avec dégénérescence graisseuse que l'on a regardée comme jouant
le rôle dominant : « L'altération du foie est la plus importante et la plus caractéristique;... c'est l'atrophie avec
décoloration allant au jaune fauve... » (Saint-Vel) (1). —
« Nous croyons, Bonnet et moi, qu'il faut chercher ailleurs
que dans l'intestin le siège de cette maladie si grave;...
nous eûmes la pensée d'examiner le foie..., nous avons cru
trouver une lésion : je veux parler de *l'état gras du foie et
de sa petitesse sans dureté.* » (Thomas, de Toulon) (2). —
La thèse de Layet relate cette petitesse du foie, et l'étendue de la matité de cet organe est notée avec soin dans un
certain nombre d'observations ; l'auteur en tire même un
argument sérieux en faveur de la séparation de la diarrhée chronique d'avec la dysenterie: « Une des lésions

(1) Saint-Vel : *Mal. des régions intertropicales*, 1868, p. 168.
(2) Thomas, in thèse de Layet, p. 47.

caractéristiques de la diarrhée endémique, c'est l'atrophie du foie avec dégénérescence graisseuse ; dans la dysenterie, au contraire, il y a hyperémie le plus souvent. Donc, si nous rencontrons avec cette forme atrophique du foie des ulcérations intestinales, nous pouvons en conclure que le malade a eu une dysenterie entée sur une diarrhée chronique ; et, si nous consultons l'observation clinique, notre supposition se trouve confirmée (1). »

C'est, ensuite, le pancréas, qui est presque chaque fois trouvé plus dur qu'à l'état normal : « Le pancréas est souvent atrophié, plus dur, et semble avoir subi la transformation calcaire. » — (Observ. XXIII.) « Pancréas de volume normal, dur ; crie sous le scalpel. » (Layet). — Depuis que l'attention est attirée sur cette particularité, les observations se multiplient : il suffit de citer celles de Talairach, Lenoir, Quétand, etc. ; Bertrand (2) institue, en partant de cette lésion, la médication par la pancréatine. D'autres fois le pancréas était le siège d'une tumeur : telle cette transformation myxomateuse décrite par Bonnet (3).

Cependant ces aspects anormaux ne sont pas la règle absolue ; il est des cas où le foie est trouvé simplement diminué de volume, sans que son parenchyme semble pour cela avoir subi de dégénérescence ; et il a quelquefois la teinte du foie gras, mais le foie gras véritable est

(1) Layet : Thèse, p. 46.

(2) Bertrand : De la pancréatine dans la diarrhée de Cochinchine, (*Arch. de méd. nav.*, 1878, t. XXIX, p. 352).

(3) Cité par Bertrand et Fontan (*Arch. de méd. nav.*, 1886, t. XIV, p. 350).

rarement trouvé (Bertrand et Fontan) (1). Il existe quelquefois cependant; mais on sait que la cachexie suffit à en expliquer l'existence. — De même des altérations du pancréas. — Il est très vraisemblable que ces deux glandes, foie et pancréas, ne font que participer à l'émaciation générale; elles subissent les conséquences de la diarrhée, leurs lésions n'en sont pas les causes. Comme tout le reste de l'organisme, elles se ressentent de l'appauvrissement en élément liquide, de l'asséchement général: ces organes, imprégnés d'une quantité de sang plus faible que normalement, reviennent sur eux-mêmes comme des éponges comprimées. — On comprend que sous l'influence de ce phénomène, leur tissu prenne une consistance plus ferme, sans qu'il soit nécessaire d'invoquer une transformation scléreuse, crétacée ou autre. — L'examen histologique du pancréas n'a pas été fait le plus souvent, mais il est à présumer qu'il aurait montré une glande saine, comme le fait a été noté par Cornil et Ranvier dans leur *Traité d'histologie pathologique* (2).

Le gros intestin présente à peu près les mêmes altérations que l'intestin grêle; son amincissement est toutefois moins considérable; par contre, c'est sur sa muqueuse qu'on a rencontré le plus souvent des ulcérations, principalement du côté du rectum. Cette muqueuse est soulevée par de petites masses arrondies disséminées dans toute son étendue.

Mais il est une lésion qui, rencontrée principalement sur le gros intestin (existant d'ailleurs aussi sur le petit), nous paraît plus importante, comme cause pathogène

(1) *Loc. cit.*, p. 345.
(2) Cornil et Ranvier : *Traité d'histologie pathologique*, t. II, p. 487.

immédiate de la diarrhée de Cochinchine, que les altérations problématiques du foie et du pancréas. L'attention ne s'y est pas portée jusqu'ici. Elle a été pourtant notée dans plusieurs autopsies, mais on n'a fait que la signaler, la confondant même quelquefois avec l'altération cadavérique ordinaire, mélange de mucus et de cellules épithéliales dégénérées. La raison qui fait que cette lésion n'a pas été vue ou qu'elle a été mal vue, c'est qu'on fait généralement le lavage de l'intestin, à cause de la grande fétidité de son contenu.

Néanmoins, il en est parlé un peu dans certaines observations et notamment dans celles de la thèse de Layet qui portent les numéros XVII et XIX ; il est à regretter qu'elles soient résumées, car elles sont un peu pauvres au point de vue descriptif. Cependant on voit que « à l'intérieur du gros intestin la muqueuse est œdématiée, *recouverte par une bouillie grisâtre* » (Layet, observ. XVII). — Dans l'observation XIX « la muqueuse de l'iléon présente des taches ardoisées et des points d'arborisation au milieu d'un tissu en général blanc, décoloré, *tremblotant, graisseux*. Le côlon présente par intervalles d'assez grandes plaques d'injection ; la muqueuse est œdématiée et devient tomenteuse dans l'S iliaque et le rectum ; à l'extérieur, *il est recouvert d'une couche gélatineuse* ». — Dans les autres résumés, la muqueuse est ramollie, tomenteuse, œdématiée, comme infiltrée. — A propos d'une relation d'autopsie de diarrhée chronique de Cochinchine, voici les quelques lignes écrites par Kelsch dans les *Archives de physiologie* (1) : « Vers la surface (moitié inférieure du

______

(1) Kelsch : *Arch. de physiologie*, 1873, p. 420.

côlon), le mucus, sécrété abondamment par ces glandes, a diffusé au milieu des bourgeons embryonnaires, plus développés là que dans les couches profondes. Sur beaucoup de points de la surface de la muqueuse, on trouve ainsi des *nappes étendues de mucus coagulé, transparent,* mélangé de cellules embryonnaires et de fragments de tubes de Lieberkühn. Ce produit, avec de la sérosité bilieuse, *forme en grande partie les selles* des malades pendant toute la durée de cette sorte de dysenterie. »

Du reste, dans toutes les descriptions, on parle de lésions catarrhales, et Kelsch désigne même la diarrhée de Cochinchine sous le nom de « *catarrhe intestinal chronique.* » Mais on n'a pas vu là un facteur de première importance dans l'évolution de la maladie. Or, dans une autopsie faite à Amélie-les-Bains, *sans lavage préalable,* M. le médecin-major Berthier fut frappé, lui aussi, du peu de lésions apparentes, quand il remarqua l'aspect anormalement lisse et glaireux de la surface muqueuse. Celle-ci, dans la dernière portion de l'iléon et dans toute l'étendue du gros intestin était tapissée par un *enduit glaireux, épais et adhérent.* L'importance de ce vernis dans l'évolution pathogénique de la maladie lui parut considérable ; et, sans vouloir faire de cette production la lésion principale de la diarrhée de Cochinchine, il pensa qu'elle jouait un rôle prépondérant. Ne suffit-elle pas, en effet, à expliquer l'athrepsie, si on la regarde comme facilitant le glissement des aliments, et comme empêchant leur absorption par son imperméabilité ? — Cette conception théorique suggéra à M. Berthier l'idée de combattre la production de ce vernis muqueux par un traitement approprié : les *alcalins,* qui dissolvent le mucus. C'est ce qu'il a fait dans un autre cas et le succès qu'il a obtenu est venu corroborer son opinion : *naturam morborum curationes ostendunt.*

Le péritoine contient généralement peu de liquide. Les ganglions mésentériques ont été quelquefois trouvés ramollis.

Pour les organes, autres que le tube digestif et ses annexes, ils participent de l'émaciation générale. La rate est ridée, ratatinée ; les reins généralement atrophiés ; le cœur également. Quant aux poumons, ils sont souvent atteints par la tuberculose.

EXAMEN MICROSCOPIQUE. — *Gros intestin* (1). — Son épithélium de surface a disparu. Les glandes de Lieberkühn sont plus rares que normalement : on en compte deux ou trois dans un espace où il devrait y en avoir sept ou huit. Au lieu d'être juxtaposées les unes aux autres, elles sont déviées, séparées par le tissu embryonnaire qui se développe entre elles. Tantôt, les tubes glandulaires sont diminués de hauteur, réduits à leurs culs-de-sac qui semblent expulsés vers la lumière intestinale ; tantôt les cellules inflammatoires, se développant abondamment au-dessus des goulots des glandes, oblitèrent celles-ci et les convertissent en cavités kystiques (Kelsch) ; dans ce cas, il se produit une rétention du mucus que sécrètent les cellules caliciformes du fond, qui semblent plus volumineuses que normalement.

Cette élaboration muqueuse persiste de même dans les culs-de-sac glandulaires non oblitérés ; et alors, au lieu

(1) Presque toute l'histologie pathologique de l'intestin est empruntée à KELSCH (*Arch. de physiol.*, 1873).

de s'accumuler dans des poches de rétention, le mucus est constamment déversé dans l'intestin. Ce phénomène est démontré à l'examen microscopique : dans toute cette étendue de la surface intestinale que nous avons décrite (1) comme tapissée d'un vernis glaireux, on voit, au-dessous de la muqueuse, et lui adhérant, une traînée épaisse de mucus ; la lumière des glandes apparaît occupée par des traînées de même nature, qui se continuent avec la couche de surface, formant comme des crampons qui doivent maintenir fixé l'enduit glaireux.

Au-dessous de la couche glanduleuse, le chorion muqueux est envahi complètement par les petites cellules embryonnaires qui se tassent de façon à amener ce déplacement précité des tubes, et à les éloigner en même temps de la muscularis mucosæ. — La membrane de Brücke n'est généralement pas déformée ; à son niveau, on trouve les follicules clos dont l'inflammation est attestée par la dilatation des vaisseaux qui les entourent.

La couche de Dœllinger laisse voir dans toute l'étendue de l'intestin des proliférations cellulaires qui s'accentuent encore au niveau des plaques ardoisées où elles sont alors mêlées avec les grandes cellules pigmentées qui prêtent à ces endroits leur coloration. La présence de ces petites cellules lymphatiques se constate encore lorsqu'il y a de petites exulcérations.

Kelsch a décrit dans la celluleuse une altération particulière des follicules clos : ceux-ci n'ont plus leur contenu normal, mais ils ne sont jamais vides : le tissu adénoïde a été remplacé par des tubes glandulaires qui

(1) V. l'observation II.

proviendraient de l'effondrement ou de l'allongement des tubes de Lieberkühn. Ceux-ci, resserrés alors au niveau du pôle muqueux du follicule, s'étalent et s'appliquent contre les parois de la cavité folliculaire. — Mais ne serait-ce pas là une simple modification d'une formation histologique normale ? Renaut a décrit dans l'intestin à l'état sain des dispositions de ce genre (1). Seulement, en pénétrant dans la substance du follicule, les cellules prennent toutes le type cylindrique, sans une seule cellule caliciforme; la différence due à l'état pathologique ne serait que la transformation muqueuse de ces éléments.

Lorsqu'il y a des ulcérations, elles dépassent rarement la muscularis mucosæ, à moins que ce ne soient des ulcé-rations dysentériques. On trouve une destruction totale des glandes de Lieberkühn, et le fond de l'ulcère est formé par un tissu de nouvelle formation à petites cellules très confluentes. Au-dessous et autour, de grosses veines dilatées présentent de la phlébite. Le chorion muqueux du voisinage, la membrane de Brücke, la celluleuse sont épaissis chroniquement, et parfois il y a des fibres conjonctives disséminées dans la couche musculaire.

Intestin grêle. — Les altérations de l'intestin grêle sont à peu de chose près les mêmes pour ce qui est des modifications glandulaires et folliculaires. L'enduit de mucus y est moins considérable. Ses couches constituantes présentent un degré bien plus marqué d'atrophie. Les villosités sont aplaties, étalées. D'autres fois on les

(1) RENAUT : *Traité d'histologie pratique*, t. II, p. 1349.

a trouvées allongées et présentant comme un étirement du chylifère central.

L'*estomac* est aminci dans chacune de ses couches constituantes ; mais l'amincissement porte surtout sur sa muqueuse. Les glandes sont plus ou moins dissociées, écartées les unes des autres par l'interposition de cellules embryonnaires : elles sont réduites à leurs culs-de-sac ; on n'y distingue plus les deux variétés de cellules (Fontan) (1). Le chorion est limité vers l'intérieur par le basement-membrane, et, par suite, non ulcéré. Pas de vascularisation capillaire ; quelques gros vaisseaux scléreux. — Les autres tuniques sont peu altérées.

Œsophage. — L'épithélium superficiel est desquamé, les glandes sont ordinairement saines, mais Fontan les a vues quelquefois en voie de dégénérescence colloïde.

L'état gras du *foie* que l'on croit observer à l'autopsie se vérifie rarement au microscope. Ce n'est qu'une modification de couleur pouvant provenir de la pauvreté du sang. — Jusqu'ici on n'a pas trouvé dans ses éléments quelque chose qui soit propre à la diarrhée de Cochinchine.

Des dégénérescences variées ont été constatées : graisseuse, amyloïde, pigmentaire... ; mais ces lésions n'ont rien de spécifique et s'expliquent suffisamment par l'état de cachexie, ou par une infection ou une intoxication d'autre nature.

(1) Fontan : Des lésions histologiques de l'entérite chronique des pays chauds (*Arch. de méd. nav.* 1886, t. XIV).

R. Alexandre.   3

Bertrand et Fontan (1) ont attiré l'attention sur une lésion qu'ils ont cru trouver dans le *pancréas :* ils ont décrit une *pancréatite parenchymateuse lobulaire primitive,* caractérisée par une dégénérescence granuleuse des cellules de quelques acini, qui, à un stade plus avancé, apparaissent remplis de détritus granuleux. Mais, quand ils concluent que cette lésion de pancréatite pourrait être le premier terme de la transformation myxomateuse décrite par Bonnet, ils n'entraînent pas la conviction de leur lecteur.

Pour ce qui est de la dégénérescence graisseuse du pancréas, que l'on a rencontrée également, Cornil et Ranvier nous éclairent en disant qu'il est problable qu'on la trouve dans une série de cachexies (2). Elle existerait dans la cachexie diarrhéique comme dans toutes les autres quelle qu'en soit l'origine.

(1) BERTRAND et FONTAN : *Arch. de méd. nav.*, 1886., t. XIV, p. 348.
(2) CORNIL et RANVIER. : *Traité d'histologie pathologique,* t. II, p. 487.

CHAPITRE III

Description générale de la diarrhée de Cochinchine.
Observations.

———

I. — Étude clinique.

La maladie peut débuter sous la forme diarrhéique d'emblée ou être consécutive à la dysenterie.

La forme diarrhéique d'emblée peut elle-même s'établir de deux façons différentes : tantôt, elle est la manifestation brusque d'une entérite : c'est le cas chez les matelots et les officiers de marine qui ne s'arrêtent que passagèrement en Cochinchine, y étant arrivés en bonne santé ; tantôt, c'est une diarrhée insidieuse, conséquence d'une anémie progressive, comme cela arrive chez les résidents qui sont depuis longtemps dans la colonie.

Le début brusque s'annonce le lendemain d'un excès de table ou de boisson, ou même sans cause appréciable, par les signes d'un embarras gastrique avec langue saburrale, bouche amère, etc. ; quelquefois surviennent des vomissements précédés de régurgitations acides, de renvois avec pyrosis ; il y a tout d'un coup une débâcle de selles liquides, jaunes ou verdâtres, toujours boursouflées et très gazeuses.

La seconde forme est très insidieuse et il est difficile d'en surprendre le commencement. Des fonctionnaires établis depuis longtemps en Cochinchine, et ayant subi l'anémie et l'affaiblissement dus au climat, sentent leurs digestions devenir de plus en plus pénibles, et s'accompagner, longtemps après le repas, de renvois nidoreux ; le ventre est parcouru par des borborygmes ; la langue est sale, l'appétit diminue et souvent le malade, voyant qu'il s'affaiblit, essaye imprudemment de lutter contre son inappétence pour se soutenir. Alors les selles, qui d'abord étaient devenues un peu molles et au nombre de deux ou trois dans les vingt-quatre heures, deviennent aqueuses, très abondantes et surviennent le matin, de bonne heure, en débondant : c'est ce que Layet a appelé la « selle réveille-matin ».

Lorsqu'elle est consécutive à la dysenterie, la diarrhée de Cochinchine a été préparée par l'altération de l'intestin ; mais elle ne diffère pas, au fond, de la diarrhée chronique d'emblée. Seulement, dans le cours de son évolution on pourra avoir quelques stries sanglantes venant d'une ulcération dysentérique incomplètement cicatrisée, ou encore un réveil de la première affection. Mais ces changements de caractère dans les symptômes de la maladie seront facilement rattachés à leur véritable cause.

A la période d'état, le sujet est soumis à un amaigrissement rapide qui lui donne un air décharné. La faiblesse devient générale, et les muscles atrophiés ne permettent plus au malade beaucoup d'exercice. — Les téguments présentent la pâleur de l'anémie, mais sont colorés par une pigmentation qui rappelle le masque de la grossesse. Le visage prend un air de souffrance, surtout s'il y a des épreintes, la voix devient languissante et voilée. L'intelligence reste intacte jusqu'aux derniers moments ; quelquefois il y a des bizarreries d'humeur ; dans tous les cas le médecin se heurte à des caprices ou à des fantaisies qui nuisent beaucoup au succès du traitement.

Les symptômes digestifs sont ceux de la période de début, mais accentués : l'appétit, qui d'abord était diminué, revient souvent malgré le mauvais état des voies alimentaires ; il est même quelquefois augmenté par suite des exigences d'un organisme affaibli. Ceci n'est pas une des moindres raisons pour lesquelles les malades ne guérissent pas : ils font des excès d'alimentation qui ont les plus funestes conséquences ; souvent ils ont des goûts pervertis.

La soif devient intense à cause des pertes liquides qui se font par les selles ; les urines sont rares à cause de la quantité de liquide qui passe par l'intestin ; la peau, pour la même raison, devient sèche et pulvérulente. Le sang s'appauvrit, l'hémoglobine diminue, et les malades ont un refroidissement périphérique ; on note des stases vasculaires ou des anémies locales.

La digestion et l'absorption se font de plus en plus mal, et les selles, lientériques souvent, attestent le peu de durée de leur passage à travers le tube gastro-intestinal : les aliments glissent, en effet, sur l'enduit glaireux qui tapisse l'intestin et ne permet pas l'absorption.

Les selles augmentent de nombre et deviennent de plus en plus liquides ; elles offrent des couleurs variées, mais sont toujours pâles et jamais sanguinolentes. Elles sortent en débondant et sont précédées de coliques. Le malade a quelquefois des épreintes.

Finalement, arrive la période de cachexie. L'aspect est alors squelettique, les muscles ne soulevant la peau que comme des cordes. L'œdème envahit les membres inférieurs, les selles arrivent à chaque gorgée de liquide ; le poids diminue progressivement, parfois d'un kilogramme par jour et le malade meurt, réduit à la moitié, ou moins, de son poids primitif.

Défaut d'absorption intestinale et athrepsie sont, on le voit, la dominante symptomatique de cette affection.

II. — Observations.

OBSERVATION II (*inédite*)

Due à l'obligeance de M. le médecin-major BERTHIER

M..., 43 ans, comptable principal de troisième classe des colonies ; entré à l'hôpital militaire d'Amélie-les-Bains, le 4 novembre 1899, pour diarrhée de Cochinchine.

Séjour de vingt-neuf ans en Cochinchine ; aucune atteinte de paludisme ; en 1890 et 1893, deux attaques dysentériques, la première durant trois mois, l'autre quatre mois (en dehors de ces deux atteintes, plus de phénomènes dysentériques). — Diarrhée, 5 ans plus tard, en 1898, sans la moindre manifestation de dysenterie ; il ne se soigne pas jusqu'à sa rentrée en France.

Rapatrié en 1899. — A son départ, poids = 36 kilogr. (il en pesait 67 avant sa maladie). — Il entre à l'hôpital de Marseille le 9 septembre et y est traité par des lavements de ratanhia ; il en sort et va à Paris où il entre, le 23, à l'hôpital Saint-Martin ; il y reste jusqu'au 2 novembre : on le traite par l'hydro-thérapie, le massage et le lait. Poids = 33 kilogr.

Entre à l'hôpital d'Amélie, le 4 novembre.

A ce moment : 3 à 4 selles par jour, liquides, d'un jaune brun, sans traces de sang, d'une odeur très fétide ; dans la masse liquide, légèrement pâteuse, nagent de nombreuses stries d'un blanc jaunâtre, qui proviennent vraisemblablement de lait mal digéré.

Coliques rares et légères : les sensations douloureuses siègent dans le gros intestin. Envies impérieuses d'aller à la garde-robe, ténesme. A chaque selle le rectum est prolabé ; pas d'hémorrhoïdes externes.

Le malade a des renvois gazeux ; jamais de vomissements, ni d'aigreurs ; estomac non dilaté, ni douloureux ; pas de bal-lonnement du ventre, pas de douleur à la pression.

Le lobe droit du foie semble augmenté dans le sens de la hau-teur (15 centimètres sur la ligne mammaire). Il est en même temps abaissé et dépasse de quatre travers de doigt les fausses côtes. Pas de douleur à la pression.

La rate n'est pas perceptible à la percussion.

Pas de signes pathologiques apparents du côté des poumons ou du cœur ; 100 pulsations, pouls large, très souple.

État général. — Amaigrissement considérable ; pas de sueurs nocturnes. — Sujet très nerveux, sommeil bon, jamais de cépha-lalgie.

Du 5 au 12 novembre. — 5 à 6 selles diarrhéiques par jour, bilieuses et muqueuses, avec, parfois, quelques stries de sang semblant provenir de l'anus. — Il y a des alternatives d'amélio-ration et de crises de diarrhée ; le malade, très nerveux, a une recrudescence de diarrhée chaque fois qu'il a une contrariété.

Traitement. — Lait, œufs, bouillon dégraissé ; quelques lavements au bleu de méthylène, mais bientôt la douleur anale très vive ne permet plus l'introduction de la canule : alors bleu de méthylène en prises par la bouche à la dose de 0,05 centigrammes.

Le lait et les œufs n'étant pas digérés on donne du jus de viande.

A partir du 12 novembre. — Somatose. — Laudanum : V à XV gouttes par jour avant ses repas. — Suppositoires belladonés.

14 et 15 novembre. — Apparence d'amélioration : 2 à 3 selles seulement. Le malade a eu de bonnes nuits ; la physionomie est reposée. — Un examen hématimétrique donne seulement 30 p. 100 de la proportion normale d'hémoglobine.

17 novembre. — Dans la nuit le malade a eu des quintes de toux pendant une demi-heure, amenant une abondante expectoration albumineuse, filante, surmontée d'une couche épaisse de spume.

19 novembre. — Grande faiblesse, une dizaine de selles avec coliques violentes.

21 novembre. — Vive contrariété ; à la contre-visite il est trouvé le visage défait ; les selles sont fréquentes ; il ne peut les retenir.

Le 22 au matin, l'état s'est beaucoup aggravé, on ne sent plus le pouls.

A 1 heure, la température = 36° 9 ; deux prises de somatose le remontent un peu.

A 5 heures, température = 38° ; pouls à 130.

Le soir, l'aggravation augmente : le malade a de l'angoisse épigastrique, puis il tombe dans une sorte d'assoupissement. Trois injections d'éther, des frictions sèches, des sinapismes aux membres inférieurs et au creux de l'épigastre ne peuvent le faire sortir de son anéantissement : il meurt à 11 h. 1/2 du soir par extinction progresive sans agonie.

Autopsie, pratiquée 34 heures après la mort. — Rigidité peu prononcée. Pas de lividités, pas de signes de putréfaction cadavérique.

Abdomen. — A l'ouverture, on aperçoit le grand épiploon, ramassé au-devant du côlon transverse. Les anses intestinales apparaissent, moyennement distendues par les gaz ; elles sont libres. — L'estomac est légèrement dilaté par des liquides et des gaz. — Le foie ne dépasse pas les fausses côtes.

Les premières parties de l'intestin grêle, sur une longueur d'environ 80 centimètres, sont flasques, vides de gaz. Ces anses, qui sont dans une situation déclive, présentent quelques lividités, ainsi que le gros intestin. — Pas de liquide péritonéal ; le mésentère est criblé de taches ecchymotiques dans toute son étendue. Au niveau de la vésicule du foie il est, ainsi qu'une anse intestinale, coloré en jaune par une infiltration biliaire. La vésicule est flasque et contient un peu de liquide très jaune.

Le tube digestif est examiné sans lavage préalable.
Estomac. — Muqueuse saine sans ulcérations.
L'intestin grêle est très pâle, comme lavé. Sa paroi paraît amincie. Il contient quelques matières d'apparence muqueuse. — Pas d'altérations notables : les follicules clos ne font pas de saillie anormale ; la surface de l'intestin est lisse dans toute son étendue. Dans la dernière portion de l'iléon, s'ajoute à cette apparence unie un état transparent, *gélatineux, glaireux,* dû à ce que la muqueuse est recouverte d'une couche épaisse de mucus.

Le *gros intestin* est rempli de matières muqueuses, mélangées à des débris alimentaires. *Dans toute l'étendue* de son parcours, il est tapissé par un *enduit glaireux, adhérent et épais.* — Pas de saillie anormale des follicules clos. Dans une zone assez étroite, on voit quelques petites ulcérations, plus ou moins arrondies, de la grandeur d'une lentille au plus, très peu profondes. Immédiatement au-dessus de l'orifice anal, existe une ulcération irrégulièrement circulaire, de l'étendue d'une pièce de cinquante centimes, profonde, taillée à pic. La muqueuse anale est garnie de varicosités.

(Des segments sont prélevés pour l'examen histologique.)

Tous les autres organes sont diminués de volume, atrophiés ou anémiés :

Foie. — Souple, d'aspèct absolument normal ; pèse 1,080 grammes.

Rate. — De consistance ordinaire ; P. = 80 grammes.

Pancréas. — Normal, mais ferme.

Capsules surrénales. — Normales

Reins. — Normaux, extérieurement et à la coupe : pas d'adhérences de la capsule. — Poids : rein D. = 107 grammes ; rein G. = 110 grammes.

Thorax. — Les bords antérieurs des poumons sont bosselés, emphysémateux ; ils recouvrent le cœur dans les proportions habituelles. Il existe des adhérences au sommet des deux poumons.

A la coupe, ceux-ci laissent voir de petits tubercules disséminés dans les sommets, et de la congestion hypostatique des bases.

Le péricarde contient un peu de liquide. Le cœur est petit : P. = 200 grammes. — *In situ*, les cavités gauches et droites sont vides. L'orifice pulmonaire est sain ; les valvules aortiques sont athéromateuses, ainsi que l'aorte. — Les orifices des coronaires sont libres.

Le cadavre était presque exsangue, il s'est échappé une quantité presque insignifiante de sang pendant l'autopsie.

Etude histologique de l'intestin. — L'examen a porté sur un segment recouvert d'une couche de mucus et sur un segment présentant de petites ulcérations.

L'épithélium de surface a disparu. Les glandes de Lieberkühn sont raréfiées, déviées, déformées. Leurs cavités sont généralement dilatées. Elles sont tapissées d'un épithélium cylindrique, régulier, le plus souvent détaché de la paroi. La

lumière des glandes est occupée par des traînées de mucus qui
se continuent avec la couche de surface, formant comme des
crampons qui doivent maintenir l'adhérence de l'enduit glaireux. Le mucus est coloré en lilas par le bleu polychrôme.
Dans les cellules cylindriques sont incluses des boules de mucus, arrondies ou plus généralement ovoïdes suivant l'axe de la
cellule, colorées en lilas très clair. Ces boules, souvent volumineuses, occupent une grande partie de l'espace entre le noyau
basal et le pôle superficiel de la cellule. Les cellules gandulaires
ont donc subi la transformation muqueuse. Les espaces interglandulaires très épaissis sont infiltrés de cellules embryonnaires ; mais cette infiltration ne dépasse pas la muscularis
mucosæ.

Les ulcérations se présentent comme de petits évidements
de la muqueuse : celle-ci, vue dans toute son épaisseur à l'extrémité d'une coupe, diminue bientôt de hauteur ; elle est
comme abrasée et les tubes de Lieberkühn ont une longueur de
plus en plus faible ; on ne voit plus que leur extrémité borgne.
Le tissu qui sous-tend le fond de l'ulcération n'est pas infiltré
de cellules embryonnaires, ne présente pas de réaction inflam-
matoire. — La plus profonde de ces ulcérations a détruit complètement la couche glandulaire et entamé même la muscularis
mucosæ que l'on perd de vue sur une petite longueur. — Il ne
s'agit en somme que d'une érosion peu profonde.

L'épaisseur du gros intestin mesure 1 millim. 512.

Un segment d'intestin grêle a été prélevé au voisinage immé-
diat de la portion recouverte de mucus. — Soumis à l'examen
histologique, il a été trouvé pourvu de ses villosités. Mais la
muqueuse est infiltrée de cellules embryonnaires dans les espaces interglandulaires très élargis. — L'épaisseur de l'intestin
mesure à la base des villosités 0 millim. 770.

De tout ce qui a été trouvé à l'autopsie, et des détails
histologiques qui viennent d'être donnés, une lésion parait
mériter plus particulièrement de fixer l'attention : c'est

l'enduit muqueux épais qui adhère à toute la surface du gros intestin et à une partie de la surface de l'intestin grêle. Cette lésion semble, en effet, commander l'évolution clinique de la maladie et suffirait à expliquer l'athrepsie, en dehors des lésions hypothétiques trouvées dans le foie ou le pancréas. Le traitement doit, avant tout, se proposer de débarrasser l'intestin de cette couche imperméable, de manière à permettre l'absorption. Nous avons dit que cette action détersive avait été demandée aux alcalins: c'est l'eau du Boulou dont s'est servi M. le médecin-major Berthier dans les deux autres cas qu'il a eu à traiter, et qui font l'objet des deux observations suivantes:

OBSERVATION III (*inédite*)

Due à l'obligeance de M. le médecin-major BERTHIER.

V..., 31 ans, commis des douanes et régies en Cochinchine ; entré le 15 janvier 1901 à l'hôpital militaire d'Amélie-les-Bains, pour diarrhée chronique de Cochinchine et anémie profonde.

A eu la fièvre typhoïde avant son départ en France, en 1893, au bout d'un an, fin 1894, il contracte la dysenterie : cette attaque, bien caractérisée avec selles sanglantes, a duré quatre mois. — C'est 5 ans après, en décembre 1899, que commence la diarrhée de Cochinchine qui s'annonce d'emblée, sans phénomènes dysentériques, et n'en présente pas pendant tout son décours. — Le malade a eu de nombreuses atteintes de paludisme ; un accès pernicieux en 1895 ; à l'époque de son entrée à l'hôpital n'a pas eu d'accès de fièvre depuis un an.

Rapatrié, il arrive en France le 20 juillet 1900 et s'installe à Nîmes où les chaleurs locales aggravent son état ; il se retire à la campagne où se produit une crise assez forte amenant rapidement un état cachectique assez sérieux, on le traite par des injections de sérum artificiel, un régime sévère, etc... : la crise cesse. — Dans le courant d'octobre il revient à Nîmes ; en novembre, sans cause appréciable, nouvelle crise plus forte que la précédente.

Jusqu'à il y a un mois les selles ont été nombreuses (5 à 6 par jour) ; amaigrissement progressif ; depuis un mois il n'y a plus que 3 à 4 selles.

A son entrée, le malade est très amaigri : Poids = 49 kg. 500 ; grande faiblesse générale, anémie profonde et refroidissement des extrémités.

L'appétit est nul, les digestions sont lentes, s'accompagnant de douleurs dans les reins et dans le flanc droit.

Selles impérieuses, au nombre de 3 à 4 par vingt-quatre heures, de consistance tantôt liquide, tantôt pâteuse, contenant toujours beaucoup de mucus. Elles sont gazeuses, soufflées au point que le niveau double de hauteur et qu'une selle suffit à remplir le vase. Elles répandent une odeur aigre, très désagréable ; teinte jaune clair. — Pas de ténesme. Le malade reste habituellement sur la chaise percée trois quarts d'heure à une heure, parce que les envies d'aller à la garde-robe persistent et que l'évacuation ne se fait qu'incomplètement et par émissions successives.

Le malade n'a pas de troubles fonctionnels du côté des autres appareils ; il ne tousse pas.

A l'examen. — L'abdomen n'est pas ballonné, il est très souple. La pression est douloureuse dans le flanc droit, le long du côlon ascendant. L'estomac n'est pas dilaté. Le foie mesure 12 centimètres suivant la ligne mamelonnaire.

Rien aux poumons. — Bruits du cœur normaux.

Les urines, rares (500 c. c. par vingt-quatre heures), contiennent de l'albumine ; pas de sucre.

Traitement. — Tanin : 2 à 3 grammes par jour, en cachets.
En outre : à partir du 20 janvier, eau du Boulou en boisson ;
un demi-verre, 3 fois par jour.
à partir du 28 janvier, eau du Boulou en lavements ;
un demi-litre matin et soir.
4 février. — Un lavement : Acide lactique... 10 grammes.
Eau .... 1 litre.
Pris le soir.

5 février. — Le lavement d'acide lactique a été suivi de douleurs et de plusieurs évacuations ; suppression de l'acide lactique et reprise du traitement précédent :

Eau du Boulou en lavements 1 litre matin et soir
Tanin .... 4 grammes

Tous ces lavements à l'eau du Boulou produisent *le départ d'une grande quantité de mucus.*

20 février. — Crises douloureuses abdominales violentes, à la suite d'un refroidissement pendant une promenade en voiture ; les spasmes de l'intestin ne se sont pas accompagnés de flux diarrhéique.

22 février. — Les selles sont plus consistantes, beaucoup moins pénibles : l'évacuation dure dix minutes ; moins fétides et contiennent très peu de mucus. — Grande amélioration des forces ; les muqueuses et la face se sont colorées.

Le même traitement est continué.

12 mars. — Selles à moitié pâteuses ; P. = 52 kilogr. 600.

19 mars. — P. = 52 kilogr. 900.

Du 21 au 24 mars. — Suppression du tanin ; acide lactique par petits verres. — Les selles redeviennent plus liquides.

25 mars. — Reprise du tanin.

Le 28. — 2 selles très pâteuses ; P. = 53 kilogr. 200.

Le 29. — 1 selle moulée ; — suppression du tanin et des lavements à l'eau du Boulou. — Continuation de l'eau du Boulou en boisson.

Du 30 mars au 2 avril. — 1 selle moulée par jour ; plus de gaz ni de douleurs.

3 avril. — P. = 60 kilogrammes.

Jusqu'au 2 mai. — Le malade n'a plus qu'une selle par jour, presque solide, quelquefois moulée, de teinte foncée, sans mucus. A ce moment, il pèse 66 kilogrammes (gain de 18 kilogrammes).

OBSERVATION IV (*inédite*).

Due à l'obligeance de M. le médecin-major BERTHIER.

G..., 38 ans, professeur à Saïgon, entré le 15 janvier 1902 à l'hôpital militaire d'Amélie-les-Bains pour diarrhée chronique de Cochinchine.

Tousse chaque hiver depuis de nombreuses années. — En 1891, chancre syphilitique suivi de plaques muqueuses et de roséole (le diagnostic a été confirmé par M. Fournier) ; il s'est soigné pendant trois ans. — Puis, de nouveau, en 1898, étant à Myto, second chancre induré suivi encore de roséole et de plaques muqueuses.

Habite la Cochinchine (Myto et Saïgon) depuis le commencement de 1897. — Il prend la *fièvre des bois* en 1898 au cours d'une exploration : cette fièvre, très violente, nécessite le rapatriement ; les accès diminuent peu à peu d'intensité et cessent au milieu de 1899. — Nouveau départ en Cochinchine : au bout d'un an, en juillet 1900, à Myto, commence la diarrhée, bilieuse, avec selles fréquentes (15 à 20 par vingt-quatre heures). Après dix jours passés dans un sanatorium, la diarrhée s'arrête. Mais au retour à Myto, elle reprend, plus violente, et on compte jusqu'à 50 ou 60 selles par vingt-quatre heures. Pas de traces de sang, pas de manifestations dysentériques ; coliques abdominales au moment des garde-robes. L'amaigrissement est rapide : de 65 kilogrammes, le malade tombe à 40 kilogr. 500. — Régime lacté exclusif ; lavements au permanganate de potasse, un par jour.

En janvier 1901, son état devenant plus grave, il veut changer d'air et va au Tonkin : il est obligé d'entrer à l'hôpital d'Hanoï. — Traitement par l'ipéca à la brésilienne, puis par le laudanum (X à XV gouttes) et le sulfate de soude à doses décroissantes (de 14 grammes jusqu'à 4 grammes) : *légère amélioration consécutive.*

Rentré en France au mois d'avril. — Pendant un mois il est soumis au régime lacté qui donne de mauvais résultats, car le lait n'est pas digéré. Il fait ensuite un séjour d'un mois au bord de la mer. — Depuis ce moment : deux saisons à Vichy ; là il est *amélioré par les douches ascendantes.* Entre au Val-de-Grâce dans les premiers jours de septembre et il y reste trois mois et demi ; — traité par le kéfyr mais sans résultat. — Il part de là pour Amélie et se fait admettre le 15 janvier à l'hôpital.

Etat à son entrée : troubles fonctionnels. — Le malade n'a pas d'appétit, mais la soif est vive ; la digestion stomacale est lente, mais non douloureuse ; elle s'accompagne de ballonnement et de renvois ; les vomissements sont rares. — 6 à 8 selles par jour, impérieuses, précédées de coliques vives et de borborygmes ; pas de douleur anale, ni ténesme, ni épreintes ; les garde-robes ont surtout lieu la nuit (4 en moyenne). Les selles contiennent du mucus. Elles sont très fétides, jaunes et bilieuses, mais d'aspect très variable : parfois spumeuses, elles moussent ; elles sont tantôt décolorées, presque blanches ; ou bien vertes comme des épinards ou encore rouge brun analogue à du chocolat ; leur consistance varie également, devenant tantôt liquide et tantôt pâteuse.

Le malade tousse un peu et accuse de la fièvre vers le soir (37°8 ou 38° ; il a, le matin, 36°5 à 37).

Œdème cachectique des membres inférieurs, remontant jusqu'aux genoux, n'apparaissant que le soir.

Pesanteur du côté des reins.

Douleurs osseuses dans le fémur et le genou gauches (syphilis).

Signes physiques. — Langue blanche. — Ventre un peu ballonné ; souple, parfois très douloureux à la pression quand il y a du météorisme. L'estomac, un peu dilaté, descend à deux travers de doigt au-dessus de l'ombilic ; on perçoit du clapotement. — Le foie déborde légèrement les fausses côtes ; il mesure 11 centimètres sur la ligne mammaire. La rate n'est pas volumineuse.

Les poumons paraissent sains. — Cœur normal ; 86 pulsations. Extrémités froides.

Hémoglobine : 70 p. 100 de la teneur normale.

Urines : contiennent des traces d'albumine. Pas de sucre.

État général. — Amaigrissement considérable ; poids : 42 kilogrammes. Faiblesse musculaire. Corde bicipitale. — Sommeil léger.

Traitement. — Eau du Boulou en boisson.

Eau du Boulou en lavements : Boulou...... 1 litre.

Tanin ...... 1 gramme.

Un lavement matin et soir.

Pilules d'extrait thébaïque à 1 centigramme : 5 pilules.

Onguent mercuriel belladoné en frictions sur les parties osseuses douloureuses. — Application de coton sur l'abdomen.

24 février. — Il a pris pendant deux jours, au lieu de lavements à l'eau du Boulou, des lavements au bicarbonate de soude.

Bicarbonate de soude .... 20 grammes.

Tanin .... 1 gramme.

Eau .... 1 litre.

Ces lavements, à dose de bicarbonate un peu forte, ont provoqué des spasmes de l'intestin et des envies plus fréquentes d'aller à la garde-robe. — Reprise immédiate de l'ancien traitement.

13 mars. — Il n'y a plus que 3 selles en vingt-quatre heures ; elles sont molles, colorées en jaune par le tanin, non fétides ; toujours un peu muqueuses et boursouflées. Peu de coliques ; garde-robe moins impérieuses.

L'appétit est un peu revenu et le malade s'alimente bien. La

R. ALEXANDRE.   4

soif est moins vive. La digestion se fait mieux mais s'accompagne cependant encore de quelques renvois.

La température vespérale ne dépasse pas 37°.

La douleur du fémur gauche a disparu, mais il y en a encore dans les genoux.

État général meilleur. Le poids est monté à 43 kilogr. 500 (gain de 1,500 grammes).

Objectivement : langue un peu dégagée ; ventre un peu moins ballonné.

Hémoglobine : 70 p. 100.

Le malade quitte l'hôpital pendant l'inter-saison (du 15 mars au 15 avril).

Pendant ce mois, il a eu une seule débâcle d'un jour avec beaucoup de gaz intestinaux, ayant succédé à une période de selles plus rares, plus consistantes. — Des douleurs osseuses dans la cuisse gauche l'ont obligé à prendre de l'iodure de potassium : 2 grammes par jour pendant vingt jours, sans que sa diarrhée en ait été influencée.

A sa rentrée :

Poids : 43 kilogr. 200. — Le premier jour, a eu une nouvelle petite poussée avec 6 selles fétides ; depuis, 2 selles par vingt-quatre heures.

A la date du 24 avril. — Selles encore un peu fétides, à odeur aigre, gazeuses, de couleur jaune verdâtre, mais plus consistantes. Elles ne sont plus du tout muqueuses. Les garde-robes sont moins impérieuses ; plus de coliques, pas de douleur à l'anus ; l'expulsion se fait en deux ou trois temps : après la première défécation, il est repris au bout de quelques instants de gargouillements dans le côlon descendant, et il se produit une sortie de gaz avec départ de matières.

L'appétit a diminué depuis son entrée, et il a eu pendant quelques jours des aigreurs d'estomac pouvant s'expliquer par l'ingestion de vin blanc.

Digestion stomacale accompagnée de lourdeurs et de renvois.

Il s'est mis à tousser, surtout le soir en se couchant ; cette toux, d'abord sèche, s'est accompagnée d'expectoration muqueuse, puis muco-purulente.

Les douleurs rénales ont disparu à peu près.

Pas de douleurs osseuses ; mais éruption croûteuse dans les cheveux.

La faiblesse générale a diminué. — Sommeil léger, à peu près régulier.

Le ventre est modérément ballonné, non douloureux à la pression. — Rien de nouveau du côté du foie et de la rate.

Pas de granulations pharyngées (le malade fume cinq à six cigarettes par jour).

Les extrémités sont toujours froides, et l'on peut voir en même temps des doigts blancs, exsangues, à côté de doigts violacés et d'autres ayant la teinte rosée.

Urines : traces sensibles d'albumine.

Le traitement précédent est de nouveau institué.

15 mai. — Toux, accompagnée d'une expectoration jaune verdâtre épaisse.

Examen des poumons : fosses sus-épineuses. — Respiration rude surtout à gauche. Sonorité un peu diminuée et percussion douloureuse. — *Sous les clavicules :* respiration saccadée.

L'examen des crachats fait voir des bacilles de Koch.

28 mai. — L'appétit est assez bon ; la digestion stomacale se fait bien.

2 à 3 selles par jour, le plus souvent pâteuses, quelquefois liquides, ne contenant plus de mucus ; elles sont jaunes, peu fétides. — Les coliques persistent.

Le malade tousse, surtout le soir et le matin ; au réveil la toux s'accompagne d'une expectoration purulente, peu abondante. — Un peu de fièvre pendant quelques jours (37°,5). — Pas de sueurs nocturnes. — Faiblesse générale.

Les douleurs osseuses ont disparu sous l'influence de l'iodure. Éruption croûteuse du cuir chevelu.

A l'examen, il n'y a rien de nouveau du côté des organes digestifs. L'auscultation des poumons fait entendre :

Au sommet droit, en avant, une inspiration rude et saccadée; dans le creux axillaire, elle est rude et affaiblie. — *Au sommet gauche*, en arrière, la respiration est rude et affaiblie ; pas de râles.

Sans doute cette dernière observation paraîtra peu probante puisque l'affaiblissement général persiste et que l'amélioration n'a été que momentanée. L'on voudra bien convenir que les conditions dans lesquelles se trouve ce malade sont des conditions déplorables : on note dans ses antécédents la syphilis et la tuberculose : celle-ci, d'abord torpide, prenant une marche plus aiguë sous l'influence de l'athrepsie, et si mal influencée en outre par l'iodure que réclame la syphilis. — Le malade, qui avait commencé à reprendre des forces et à voir des selles presque moulées, a vu sa diarrhée reprendre, en même temps qu'il s'est mis à cracher et à avoir de la fièvre : n'est-on pas autorisé à admettre que, dans ce cas, la tuberculose pourrait s'être greffée sur un intestin déjà altéré par la diarrhée de Cochinchine ?

Néanmoins cette observation reste intéressante, car elle montre que le malade, pendant sa saison à Vichy, s'est bien trouvé des douches ascendantes. Il en avait été de même à Hanoï par le sulfate de soude. Au début du traitement par l'eau du Boulou, il y a encore eu une amélioration et le mucus a disparu des selles.

Il ne s'agit encore que d'un petit nombre de faits sur lesquels il serait imprudent de fonder une généralisation hâtive. « Cette couche de mucus collée à la surface de l'intestin expliquerait suffisamment le défaut d'absorption intestinale, l'atrophie des organes, l'athrepsie. Il sera intéressant que l'existence de cette lésion soit vérifiée dans les autopsies à venir ; mais pour cela il importe que l'intestin soit sectionné sans le lavage préalable à grande eau, qui enlèverait la couche de mucus (1). »

(1) BERTHIER : Communication au Congrès de médecine de Toulouse, 1902.

CHAPITRE IV

Traitement.

Nous allons passer en revue les différents moyens thérapeutiques qui ont été employés, en parcourant la série des âges, mais en insistant sur ceux qui nous paraîtront le plus intéressants : soit parce que certains relèvent de la médication alcaline ; soit parce que nous voudrons montrer l'insuffisance des autres employés isolément. — Il ne sera pas parlé du tout de la médication par l'hydrothérapie ou l'électrothérapie ; à propos de l'hygiène thérapeutique il ne sera question que du régime alimentaire. Nous ne ferons que citer les moyens pharmaceutiques n'ayant pas de rapport avec la médication alcaline. Enfin, à propos des ferments digestifs nous insisterons sur ce point : que la digestion des aliments ne suffit pas, *qu'il faut encore favoriser leur absorption.*

Pour cette étude analytique, l'historique ne sera pas résumé à part ; les médications seront simplement envisagées les unes après les autres, autant que possible par ordre d'importance au fur et à mesure des connaissances acquises et des tendances vers un traitement pathogénique.

Il ne semble pas non plus qu'il soit bien utile de faire un classement en médications hygiénique, pharmaceutique, etc., certaines substances comme le lait pouvant être considérées aussi bien comme un médicament que comme un aliment ; et, d'autre part, parce que les modes de traitement sont nés parallèlement aux notions nouvelles et qu'une semblable division empêcherait une étude d'ensemble.

L'histoire de la thérapeutique des flux de ventre chroniques nous montre d'abord que jusqu'au milieu du XIXᵉ siècle on n'avait que peu de moyens d'action contre eux : on appliquait quelques méthodes empiriques et on se bornait surtout au régime ; mais encore celui-ci était-il mal défini.

Le lait, qui fait aujourd'hui la base de l'alimentation des diarrhéiques, était méconnu. Employé dès Hippocrate, on l'avait condamné plus tard l'accusant de donner la diarrhée. Sydenham (1) essaye de le réhabiliter en 1833, quelques voix se prononcent en sa faveur ensuite ; mais Delioux de Savignac (2) le proscrit en 1863. Le lait n'obtient définitivement droit de cité qu'en 1871 grâce à un mémoire de Fleury (3) paru dans les *Archives de médecine navale*, et à un certain nombre de thèses dues à des médecins de la marine.

Maintenant son emploi est régulièrement prescrit et le régime lacté est tantôt absolu, tantôt mixte.

(1) *Bulletin de thérapeutique*, t. V, 1833.

(2) Delioux de Savignac : *Traité de la dysenterie*, 1863.

(3) Traitement de la dysenterie chronique (*Mouvement médical*, sept. 1871, et *Arch. de méd. nav.*, 1871).

Le lait est donné comme aliment presque parfait, bien toléré généralement et laissant peu de déchets ; c'est aussi un médicament agissant comme diurétique, car on remarque qu'après son emploi les urines augmentent à mesure que les selles se durcissent. — Ce qui est le plus intéressant à mettre en lumière c'est que rarement on l'a employé seul : on a reconnu dans les selles des aliments non digérés, des globules graisseux, des amas de caséine..., preuves d'un défaut de digestion ; aussi, depuis que l'on connaît le moyen d'isoler les ferments digestifs on songe à les employer : maltine, pepsine, pancréatine (1). Mais avant cette époque, les adjuvants de la digestion, ceux sur lesquels nous voulons insister, ce sont *les alcalins,* sans lesquels les ferments employés depuis n'auraient pas donné de résultats. Or presque toujours les alcalins ont été prescrits sous quelque prétexte que ce soit : on ordonne l'*eau de chaux,* 60 grammes par litre de lait « pour diminuer son acescence » ; ou bien c'est le *sulfate de soude.* donné comme purgatif par la bouche et en lavements ; c'est la *craie préparée,* la *magnésie,* comme absorbants ; le *bicarbonate de soude,* les *eaux alcalines,* pour exciter la sécrétion du suc gastrique et fluidifier la bile ; le *chlorure de sodium,* pour activer la diurèse.

Le fait à retenir, c'est que l'on donnait les alcalins avant de songer à donner les ferments digestifs, et qu'à eux seuls ils avaient une action avantageuse : les aliments étaient digérés tant bien que mal par un suc digestif altéré mais l'organisme profitait de presque tout ce qui lui était

----

(1) Le lait sera un élément important de l'alimentation ; mais on devra s'assurer qu'il est bien digéré ; sinon, son usage entretiendrait la diarrhée.

préparé. Depuis l'usage des diastases, on a fait certainement
mieux encore : les aliments ont été en plus forte proportion rendus assimilables, et, les alcalins étant maintenus, la quantité d'aliments absorbée a été plus considérable. — Mais, si l'on supprime les alcalins et s'ils n'ont
pas agi assez longtemps, ou bien si on ne les donne pas du
tout, on peut rendre aux malades les ferments qui leur
manquent, leur donner même des aliments complètement
assimilables, la peptone par exemple, ils n'absorbent pas.
L'expérience en a été faite par Bertrand et Fontan qui ont
donné de la peptone sans autres aliments à des diarrhéiques : cela n'empêchait pas ceux-ci d'avoir des selles lientériques (1).

Avec le lait on a donné comme aliments des œufs, des
viandes maigres (cuites ou crues), de la cervelle, des ris
de veau, du jus et de la poudre de viande, etc...

En 1882, Féris (2), dans une leçon faite à l'École de
médecine navale de Brest, divise le régime alimentaire
des diarrhéiques en cinq périodes dont la première, la
période des aliments transformés, a pour base la peptone :
il l'emploie par la voie buccale et en lavements. Mais il
ajoute au moins un litre de lait, car les albuminoïdes ne
peuvent suffire à l'alimentation ; or, pour empêcher une
trop rapide décomposition du lait, il « ajoute dans chaque
litre la mixture *alcaline* dont voici la formule : eau de
chaux, 10 grammes ; bicarbonate de sodium, 0 gr. 10 ;
bicarbonate de potassium 0 gr. 05. »

Bertrand et Fontan préparent les lavements peptonisés

---

(1) BERTRAND et FONTAN : *Arch. de méd. nav.*, 1887, t. XLVII, p. 64.
(2) FÉRIS : *Arch. de méd. nav.*, 1882, t. XLIII, p. 379.

« avec 2 cuillerées à café de peptone solide ou 2 cuillerées à soupe de peptones liquides, II à IV gouttes de laudanum et enfin 0 gr. 50 de bicarbonate de soude (si les peptones sont acides) (1) ». — Mais ils expriment le regret de voir que « *l'absorption des lavements n'est pas toujours assurée* ». C'est que la quantité d'alcalins est insuffisante.

L'action du petit-lait et des fruits (cure de raisins) a été souvent efficace ; mais les auteurs qui en ont parlé (Dʳˢ Van der Burg, des Indes néerlandaises ; Marion et Cunéo) ne les administraient pas sans doute d'une façon exclusive.

A côté de ces substances qui constituent le régime alimentaire, il faut placer les médicaments proprement dits.

On trouve, vers 1860, des médicaments employés d'une manière empirique, comme l'ipéca, dont on ignore le mode d'action dans l'entérocolite et que l'on a associé souvent depuis au calomel, sous forme de pilules de Segond; l'ailante glanduleuse est introduite pour la première fois dans la thérapeutique des flux de ventre chroniques en 1874.

La médication excitante, représentée par la noix vomique, la cannelle, la racine de colombo, a été une des premières mise en pratique sous l'influence de Delioux et de Barallier. — Remplacée quelquefois par le quassia amara, le simarouba ; à ces drogues on a adjoint la kola, en 1884.

(1) Bᴇʀᴛʀᴀɴᴅ ᴇᴛ Fᴏɴᴛᴀɴ : *Loc. cit.*, p. 65.

Le bismuth a été très prôné comme absorbant, en regard de la magnésie calcinée et de la craie préparée ; son efficacité dans le pansement de l'ulcère d'estomac expliquerait son action dans le cas d'ulcérations du tube digestif.

Les *alcalins* ont été employés dans la diarrhée de Cochinchine d'une façon un peu empirique depuis que l'on connaît cette maladie. Leur liste et le but que l'on poursuivait par leur usage ont été exposés à propos de l'absorption du lait : magnésie, bicarbonate de soude, eau de chaux, eaux alcalines ont eu tour à tour la faveur. Mais c'est Thomas (1), de Toulon, qui le premier, en 1873, a fait, comme base de son traitement, l'emploi du chlorure de sodium, dont il recherchait l'action purgative et diurétique. Il est intéressant de lire dans la thèse de Layet (2) les bons effets du traitement alcalin : « L'usage de l'eau de Vichy, à petites doses, a donné chez quelques malades, et chez moi en particulier, un résultat *inespéré*. Sans arrêter absolument la diarrhée, cette médication, associée aux toniques, rend les selles *moins crémeuses* ; elle fait disparaître surtout toute trace de lientérie, *favorise l'absorption intestinale* et replace l'organisme dans une bonne voie de reconstitution. » — Bérenger-Féraud (3) a, de son côté, beaucoup insisté sur la médication alcaline en préconisant le sulfate de soude auquel il demandait une action purgative.

(1) Caire : *Du chlorure de sodium*, thèse de Paris, 1873, p. 50.
(2) P. 67.
(3) Bérenger-Féraud : *Traité de la dysenterie*, 1883.

Les ferments digestifs sont d'apparition plus récente dans la thérapeutique. Mais dès qu'ils ont été isolés, ils ont pris rang dans la pharmacopée de la diarrhée chronique, un caractère de celle-ci étant la dyspepsie gastro-intestinale. L'examen microscopique des selles a motivé leur emploi en montrant des résidus alimentaires non digérés : Bertrand, en 1875, a fait usage de la pancréatine; la pepsine avait été essayée un peu avant, enfin la maltine a été préconisée par Treille en 1883.

C'est à cette période que le traitement cesse d'être purement symptomatique. On s'est rendu compte que les sucs digestifs sont altérés et l'on emploie des ferments qui, on le sait, n'agissent pas seulement suivant la quantité absorbée, mais provoquent la sécrétion d'autres ferments semblables. L'emploi de la pancréatine surtout est né d'une conception particulière de Bertrand sur le rôle prépondérant du pancréas dans la diarrhée de Cochinchine.

Un autre traitement qui voulait être rationnel fut la médication parasiticide, après la découverte de Normand (1) en 1876. A ce moment on a essayé toutes les substances qui tuaient les anguillules sous le champ du microscope : santonine, calomel, etc.

Le médicament qui momentanément a fait le plus de bruit a été la chlorodyne, qui semblait avoir donné des résultats merveilleux entre les mains de Dounon (2). Les essais qui en ont été faits depuis, par lui-même d'ailleurs, et par Chastang (3), Girard la Barcerie et Bonnet, n'ont

(1) Normand : *Arch. de méd. nav.*, 1877.

(2) Dounon : *Étude sur un nouveau mode de traitement de la diarrhée de Cochinchine*, Toulon, janv. 1877.

(3) Chastang : *Arch. de méd. nav.* 1878.

pas donné de résultats aussi satisfaisants: la chlorodyne solidifie les selles, car vu sa composition, elle agit comme un astringent ; mais, employée seule elle ne guérit pas et l'on voit constamment une débâcle suivre la constipation qui avait fait croire à la guérison. C'est un adjuvant utile comme d'ailleurs l'opium et ses composés ; mais le régime lacté, les alcalins doivent être maintenus. — Enfin, la chlorodyne n'agit pas en tuant l'anguillule puisque l'anguillule se retrouve vivante dans les selles.

Le lait d'ailleurs suffit à la tuer. S'il ne s'agissait que de ce ver, il serait peu utile de chercher un autre parasiticide (1). — Seulement, l'anguillule n'est pas l'agent spécifique, et il est vraisemblable que la diarrhée chronique a, elle aussi, son microbe, et que dans tous les cas des agents d'infection variés pullulent dans l'intestin qu'elle leur a préparé. Bérenger-Féraud faisait des lavages au permanganate de potasse. On a fait systématiquement depuis de la désinfection et de l'antisepsie intestinale. Palasne de Champeaux (2) a employé l'eau sulfo-carbonée ; le naphtol, le salol, le salicylate de bismuth, le nitrate d'argent ont été essayés. En 1892, Le Dantec (3), après avoir expérimenté dans ce sens l'eau oxygénée, le benzol, l'essence de térébenthine, le chloroforme, s'est arrêté à ce dernier dissous à saturation dans l'eau ; et il a proposé l'eau chloroformée comme un nouveau mode de traitement de l'entéro-colite chronique.

(1) Bertrand et Fontan : *Arch. de méd. nav.*, 1887, p. 136.

(2) Palasne de Champeaux : *Arch. de méd. nav.*, 1886, t. XLVI, p. 469.

(3) Le Dantec : *Arch. de méd. nav.*, 1892, t. LVIII.

Malheureusement, ce n'est toujours qu'une partie du traitement ; l'antisepsie intestinale doit être recherchée sans doute : mais que ce soit l'amibe de Lœsch et Kartulis, le cercomonas intestinalis de Davaine, le paramœcium coli de Treille, le bacterium coli de Chantemesse et Widal, ou l'un quelconque des bacilles décrits par Calmette (1), qui ait, par irritation, provoqué l'enduit muqueux de l'intestin, il faudra toujours enlever celui-ci, si l'on veut obtenir des autres moyens en usage tout ce qu'on a le droit d'en attendre.

Pour atteindre l'expulsion de ce vernis qui empêche l'absorption, il faut des agents modificateurs : ces agents destructeurs du mucus sont les alcalins employés largement par la bouche et en lavements, pour balayer le gros intestin.

M. Berthier a demandé cette action à l'eau du Boulou, parce qu'elle était à sa portée à Amélie-les-Bains, et parce que les eaux naturelles doivent toujours être préférées aux eaux alcalines artificielles à cause de leur tolérance plus grande par l'organisme ; mais des lavements alcalins quelconques seraient sans doute susceptibles de dissoudre le mucus, et pourraient être employés. Dans l'observation IV un premier essai avec le bicarbonate de soude a donné un mauvais résultat ; mais un peu plus tard, chez le même malade, une dose moitié moindre (10 grammes par litre), sans avoir été aussi bien tolérée que l'eau du Boulou, a eu une action analogue. — « Cette médication alcaline fondamentale est utilement complétée par l'emploi du tanin par la bouche, à la dose de 50 centigrammes pour

(1) CALMETTE : *Arch. de méd. nav.*, t. IX, p. 207.

un cachet, deux à trois fois par jour, à chacun des repas. Chaque lavement d'eau du Boulou est additionné d'un gramme de tanin en dissolution. Le tanin agit comme antiputride et comme astringent. On donnera la préférence au tanin à l'alcool de Merck, qui est mieux supporté par l'estomac (1). »

Le traitement alcalin est fondamental ; il a pour base l'observation anatomique, doit être le premier institué (parce qu'il prépare les voies digestives pour l'absorption qui, sans lui, est considérablement diminuée) ; mais le régime restera toujours le régime lacté, absolu ou mixte suivant les cas. D'autres médicaments pourront trouver place comme adjuvants.

Les diastases aideront la digestion, les astringents diminueront l'hypercrinie, les désinfectants (à condition qu'ils ne soit pas irritants) assainiront le tube intestinal. La guérison sera toujours longue, surtout chez les malades très épuisés : il y a une restauration anatomique à obtenir. Or, le traitement alcalin, traitement fondamental, rationnel puisque pathogénique, amènera plus rapidement qu'un autre ce relèvement des forces du malade, en rendant l'absorption plus facile.

(1) Berthier : *Loc. cit.*

CONCLUSIONS

I. — La diarrhée de Cochinchine doit conserver son
autonomie et être séparée de la dysenterie. — Elle en
diffère : au point de vue clinique, par ses symptômes,
par la nature des selles ; — au point de vue anatomique,
parce qu'elle frappe l'intestin grêle et le gros intestin,
parce qu'elle est entérite superficielle, catarrhale, muqueuse ; la dysenterie étant lésion du gros intestin,
entérite profonde, folliculaire, ulcéreuse.

II. — La diarrhée de Cochinchine amène rapidement
l'athrepsie, à cause du défaut d'absorption des aliments.
Ce *défaut d'absorption* trouve son explication dans la
présence, sur la muqueuse intestinale, d'un *enduit glaireux* imperméable, sur lequel glissent les matériaux
nutritifs.

III. — L'expulsion de cet enduit doit être la première
indication remplie : on l'obtiendra par l'*usage des alcalins*, par la bouche et en lavements. Les eaux alcalines
naturelles doivent être préférées.

R. ALEXANDRE.   5

IV. — Ce traitement s'appuiera sur un régime alimentaire sévère, dans lequel pourra figurer le régime lacté, et
pourra être complété par des médicaments adjuvants de
l'action sur l'appareil digestif et sur l'état général.

TABLE

—

INTRODUCTION.   3

CHAPITRE PREMIER. — Autonomie de la diarrhée de Cochinchine ;
unicistes et dualistes.   5

CHAPITRE II. — Étude anatomo-pathologique   19

CHAPITRE III. — Description générale de la diarrhée de Cochinchine. — Observations   35

CHAPITRE IV. — Traitement   54

CONCLUSIONS   65

LYON

A. STORCK & Cie, IMPRIMEURS-EDITEURS

8, Rue de la Méditerranée, 8